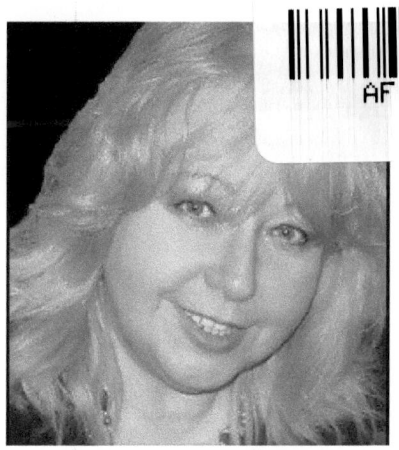

Jutta Schütz

wurde in Lebach (Saarland) geboren.
Mit ihrem ersten Bestseller „Plötzlich Diabetes" (2008)
gilt die Autorin bei Kritikern als Querdenkerin. 2010 star-
tete sie mit ihren Gesundheitsbüchern ihr Pilotprojekt in
Bruchsal und später bei der VHS in Wolfsburg. Schütz
schreibt Bücher, die anspornen, motivieren und spezielles
Insiderwissen liefern. Sie hat bis heute über 40 Bücher
geschrieben und an vielen anderen Büchern mitgewirkt.
Zudem hilft sie als Mentorin und Coach vielen Neuauto-
ren bei der Veröffentlichung ihrer Bücher. Als Journalistin
schreibt sie für viele Verlage und Zeitungen. Ihre Themen
sind: Gesundheit, Psychologie, Kunst, Literatur, Musik,
Film, Bühne, Entertainment. Weitere Informationen zur
Autorin und ihren Büchern findet man in den Verlagen,
auf ihrer Webseite - sowie im Kultur-Netzwerk.

Mehr Infos finden Sie auf der Webseite der Autorin:

www.jutta-schuetz-autorin.de/

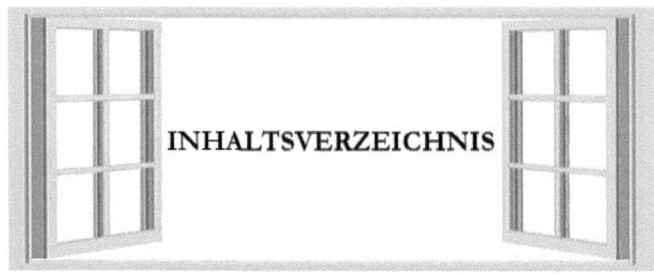

INHALTSVERZEICHNIS

Jutta Schütz

Down-Syndrom besser verstehen

Ratgeber für Hilfesuchende

© 2016 Autor: Jutta Schütz (1. Auflage)

© 2016 Buchsatz, Layout, Buchgestaltung
© 2016 Buchidee: Jutta Schütz
www.jutta-schuetz-autorin.de/
E-Mail: info.jschuetz@googlemail.com

© 2016 Herstellung und Verlag:
BoD – Books on Demand, Norderstedt
ISBN 978-3-7392-3772-5

Bibliografische Information der Deutschen Nationalbibliothek:
Die Deutsche Nationalbibliothek verzeichnet diese Publikation
in der Deutschen Nationalbibliografie; detaillierte bibliografische Daten sind im Internet über http://dnb.d-nb.de abrufbar.

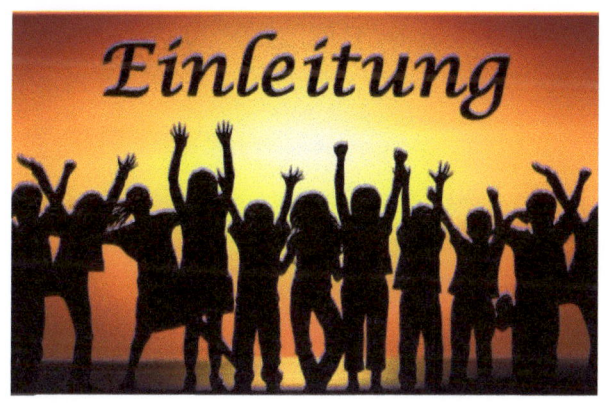

Es gibt Eltern, die sich bewusst für ein Kind mit Down-Syndrom entschieden haben.

Andere erfahren erst nach der Entbindung, dass ihr Kind mit einem Handicap zur Welt gekommen ist.

Die Diagnose ist ein Schock, denn wer wünscht sich kein gesundes Kind?

Durch das überzählige Chromosom haben Kinder mit Down-Syndrom gewisse Besonderheiten.

Dadurch unterscheiden sie sich von anderen „normalen" Kindern.

Die Eltern beschäftigen viele Fragen:

➤ Wie gesund wird mein Kind sein?

➤ Was wird mein Kind alles können oder nicht können?

➤ Wie reagiert mein näheres Umfeld auf die neue Situation?

➤ Wie kann ich mit diesem Schicksal umgehen?

➤ Und noch viele Fragen mehr…

Wenn Sie die Diagnose „Down-Syndrom" erhalten haben, sollten Sie sich NICHT zu einer Entscheidung über das Leben oder den Tod Ihres Kindes drängen lassen.

BITTE nehmen Sie sich alle Zeit, die Sie brauchen, um eine tragfähige Entscheidung zu treffen.

Sie MÜSSEN akzeptieren, kein gesundes Wunschkind zu haben. Erst danach können Sie Ihr Kind mit Down-Syndrom annehmen.

Dieser Prozess kann Stunden, Wochen oder Monate dauern und ist so individuell wie Ihr Kind selbst.

Die Diagnose sagt nur wenig über die mögliche Entwicklung des Kindes aus und kein Kind gleicht dem anderen.

Auch Kinder mit dem Down-Syndrom haben die gleichen Bedürfnisse und Wünsche wie andere Kinder. Sie sind neugierig auf ihre Umwelt und sehr kontaktfreudig.

Neue Forschungen haben ergeben, dass Menschen mit Down-Syndrom weit größere Fähigkeiten haben, als man ihnen früher zugetraut hat, die Kinder können in jedem Fall etwas lernen.

Die soziale als auch die intellektuelle Intelligenz eines Kindes mit Down-Syndrom entfaltet sich am besten in einer liebevollen, verständnisvollen und unterstützenden Familie.

Das Down-Syndrom gibt es wahrscheinlich schon, solange es Menschen gibt.

Im Jahr 1866 fasste der englische Arzt „John Langdon Down" die charakteristischen Merkmale zusammen und grenzte das Syndrom damit von anderen ab. Er vermutete, dass die betroffenen Menschen wegen ihres Aussehens, mit den Mongolen verwandt wären und nannte das Syndrom deshalb "Mongolismus".

Das Down-Syndrom ist bis heute (Januar 2014) unheilbar und wer mit diesem Chromosomenfehler geboren wird, muss lebenslang mit geistigen und körperlichen Behinderungen zurechtkommen.

Es ist keine Krankheit, sondern eine Variante des Chromosomensatzes und gehört zu dem Menschen wie jede andere Erbanlage.

Ursache und Diagnose

Ursache für das Down-Syndrom ist eine Abweichung oder Störung der Chromosomen während einer Zellteilung.

Der Mensch besteht in der kleinsten Einheit aus Zellen.

Eine Zelle besteht aus Zellkern und Zell-Leib.

In diesem befinden sich jeweils 46 gepaarte Chromosomen - 23 von jedem Elternteil.

Es sind die Träger der Erbanlagen, der Gene.

Von diesen 46 Chromosomen sind normalerweise 44 Körperchromosomen und 2 Geschlechtschromosomen.

➢ XX bei der Frau

➢ XY beim Mann

Durch eine Störung bei der Bildung der Geschlechtszellen kann es geschehen, dass eine Geschlechtszelle 24 statt 23 Chromosomen enthält. Das Chromosom 21 bleibt doppelt und kommt es dann bei der Befruchtung zu einer Verschmelzung einer solchen Zelle mit einer normalen Geschlechtszelle, ergibt sich daraus ein Satz mit 47 Chromosomen.

Es gibt Faktoren, die die Wahrscheinlichkeit einer Trisomie 21 erhöhen können. Dazu zählen:

➢ Ionisierende Strahlung

➢ Häufiges Auftreten des Down-Syndroms in der Familie

➢ Das Alter der Mutter

Je höher das Alter der Mutter ist bei der Empfängnis, desto größer ist auch das Risiko der Chromosomen-Abweichung.

Ungefähr ein Kind von 700 wird mit Trisomie 21 geboren.

Es gibt zur Abhängigkeit vom Alter des Vaters unterschiedliche Forschungsergebnisse.

Non-Disjunction kann auch bei der Samenzelle vorkommen.

Die Diagnose Down-Syndrom bedeutet:

Das Kind hat in jeder seiner Milliarden Körperzellen ein zusätzliches Chromosom, worin die gesamten Erbinformationen gespeichert sind.

Das Down-Syndrom kann durch folgende Untersuchungen relativ sicher diagnostiziert werden:

➢ Ultraschall

➢ Blutuntersuchungen

➢ Fruchtwasseruntersuchungen

➢ Biopsie der Fruchtblase

Es müssen 3 wesentliche Syndrom-Bereiche bei einer Diagnoseerstellung berücksichtigt werden:

➢ Intellektuelle Minderbegabung

➢ Morphologische Charakteristika

➢ Chromosomenabnormalität

Menschen mit Trisomie 21 haben dank medizinischer Betreuung und guter Therapien eine Lebenserwartung von etwa 65 Jahren.

Bei einer leicht ausgeprägten Trisomie 21 und optimaler Förderung können Menschen mit dem Down-Syndrom ein relativ gutes Maß an Selbstständigkeit und guter Schulbildung erlangen.

Verschiedene
Down-Syndrom Formen

Das Down Syndrom wird in vier verschiedene Formen unterteilt:

- ➢ Die freie Trisomie 21
- ➢ Die Translokations-Trisomie 21
- ➢ Die Mosaik-Trisomie 21
- ➢ Die Partielle Trisomie 21

Die Merkmale sowie die Symptome sind von Form und Ausprägung der Trisomie abhängig.

Sichtbare Zeichen sind:

- ➢ Kleinwüchsigkeit
- ➢ Mandelförmige Augen (weit auseinander stehend)
- ➢ Ein rundliches Gesicht
- ➢ Kurze Finger
- ➢ Herzfehler
- ➢ Erkrankungen der Atemwege
- ➢ Erkrankungen der Schilddrüse
- ➢ Eine verminderte Muskelspannung
- ➢ Ein geschwächtes Immunsystem

Kinder mit Down-Syndrom reagieren oft langsamer auf Reize. Sie entwickeln sich im Vergleich zu anderen Kindern ohne Trisomie 21 zirka im halben Tempo.

Down-Syndrom Kinder haben:

➢ Manchmal Stimmstörungen

➢ Sie Stottern häufiger als Kinder ohne Down-Syndrom

➢ Weisen oft eine geistige Behinderung auf

➢ Sie haben ein großes Bedürfnis nach Zuwendung

➢ Sie gelten als ruhig

➢ Zeigen viele Emotionen

➢ Sie sind offen

➢ Hilfsbereit

➢ Freundlich

➢ Charmant

➢ Ehrlich

➢ Entwickeln oft ein stark ausgeprägtes Sozialverhalten

➢ Können auch widerspenstig und launisch sein

Quelle:

http://www.down-syndrom.at/CMS/index.php?id=home

Dachverband Down-Syndrom Österreich (DSÖ)

E-Mail: office@down-syndrom.at

Wir sind ein gemeinnütziger Verein. Zweck ist die Förderung der gesundheitlichen, sozialen, wirtschaftlichen und beruflichen Interessen von Menschen mit Down-Syndrom. (>> Download Statuten)

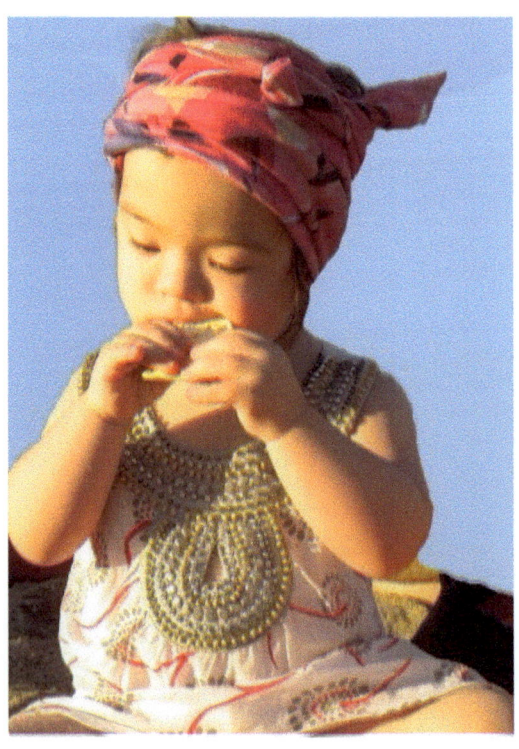

Was ist mit der Intelligenz?

Etwa 90 Prozent der Bevölkerung weisen einen Intelligenzquotienten von 80 bis 120 auf. Dies gilt als durchschnittlich.

Bei Menschen mit Down-Syndrom im Erwachsenenalter beträgt der durchschnittliche IQ zirka 50 bis 65.

Menschen mit Intelligenzquotienten zwischen 80 und 130 werden als „normal" betrachtet. Der darunter liegende Bereich von 70 bis 80 stellt den Grenzwert zur geistigen Behinderung dar.

Die geistige Behinderung wird untergliedert:

➢ Leichte geistige Behinderung: IQ-Bereich etwa 50 bis 70

➢ Mäßige geistige Behinderung: IQ-Bereich etwa 35 bis 50

➢ Schwere geistige Behinderung: IQ-Bereich etwa 20 bis 35

➢ Schwerste geistige Behinderung: IQ-Bereiche unter etwa 20

IQ bei den verschiedenen Trisomie-Formen:

➢ Freie Trisomie 21 = 50

➢ Translokations Trisomie = 48

➢ Mosaik-Syndrom = 70

Bei Menschen mit Down-Syndrom entwickelt sich die Intelligenz nach den gleichen Gesetzmäßigkeiten wie bei nicht behinderten Menschen, jedoch in einem verlangsamten Tempo. Sie können Informationen nur in kleinen Portionen und langsam verarbeiten.

So wie in jedem anderen Menschen stecken auch in jedem Menschen mit Down-Syndrom Möglichkeiten, Talente und Neigungen, die entdeckt und gefördert werden können. Ihre Intelligenzentwicklung steigt kontinuierlich, soziale und emotionale Fähigkeiten sind in der Regel sehr gut ausgeprägt.

Sehr entscheidend ist eine frühe Förderung entsprechend der individuellen Fähigkeiten. Je früher sie gefördert werden, umso besser können sie ihr Potenzial ausschöpfen.

Auch eine schnelle Akzeptanz des Kindes nach der Geburt trägt zur geistigen Entwicklung des Kindes mit Down-Syndrom mit.

In der Regel haben Mädchen eine etwas höhere kognitive Leistungsfähigkeit als Jungen. Auch die motorische Einschränkung und der damit verbundene Erfahrungsverlust, sind Faktoren, die bei der Entwicklung der gesamten Persönlichkeitsstruktur von Bedeutung sind.

Liebe fördert die Intelligenz!

Kinder/Menschen mit Down-Syndrom brauchen genauso viel Liebe wie jeder andere Mensch auch. Sie wollen Liebe, Zuneigung und Aufmerksamkeit von ihren Eltern, von Geschwistern, von Großeltern und anderen Angehörigen spüren.

Die Liebe und Geborgenheit der Familie gilt genauso wie bei Kindern ohne eine Behinderung.

Kindergarten und Schule

Eine Frühförderung (Behinderter oder von Behinderung bedrohter Kinder) umfasst:

➢ medizinische

➢ psychologische

➢ pädagogische

➢ soziale Maßnahmen

Diese können sich sowohl auf das Kind als auch auf seine Familie und sein soziales Umfeld erstrecken.

Im Sozialgesetzbuch IX „Rehabilitation und Teilhabe behinderter Menschen" ist die Frühförderung als Komplexleistung beschrieben.

Das heißt: Die Früherkennung und die Frühförderung werden kombiniert erbracht als ein Interdisziplinär abgestimmtes System von:

- ➤ ärztlichen
- ➤ medizinisch-therapeutischen
- ➤ psychologischen
- ➤ heilpädagogischen
- ➤ sozialpädagogischen

Leistungen.

Eine besondere Rolle spielt die Frühförderung bei Kindern mit Down-Syndrom und Schädel-Hirn-Trauma.

Dabei spielen eine wichtige Rolle: Die Einrichtungen sozialpädiatrischen Zentren sowie integrative und heilpädagogische Kindergärten.

Quelle:
http://www.betanet.de/betanet/soziales_recht/fruehfoerderun g-behinderter-kinder-146.html

beta Institut gemeinnützige GmbH, Institut für angewandtes Gesundheitsmanagement, Entwicklung und Forschung in der Sozialmedizin, Kobelweg 95, 86156 Augsburg, Deutschland, Telefon 0821 45054-0 und Telefax 0821 45054-9100, E-Mail info@beta-institut.de, Internet http://www.beta-institut.de

So wie jedes andere Kind, ist auch ein Kind mit Down-Syndrom (Trisomie 21) eine eigenständige Persönlichkeit mit individuellen Stärken und Schwächen, individuellem Charakter und einer individuellen Ausprägung des Down-Syndroms. So ist auch die Förderung des Kindes abhängig davon, wie stark die Behinderung ausgeprägt ist.

Fast alle Kinder mit Down-Syndrom besuchen Regelkindergärten, in denen sie von einer Helferin unterstützt werden. Die meisten Kinder erlernen in Schulen für Geistig Behinderte: Schreiben, Lesen und Rechnen. Integrative Schulen sind hierbei besonders erfolgreich.

Die beste Frühförderung ist die Anregung durch die Eltern sowie positive Erwartungen und Rückmeldungen durch die Familie.

Besonders wichtig ist die Sprachanbahnung durch die Stimulationstherapie z. B. nach Moralis. In der Phase des Spracherwerbs dann z. B. durch die Gebärdenunterstützte Kommunikation nach Wilken.

Es gibt eine Reihe von Kindern, die die Schule für Lernbehinderte besuchen und diese gelten damit nicht als geistig behindert im Sinne der Schulorganisation.

Die Erwartungshaltung an die Kinder in Sachen Wissenserwerb darf nicht zu niedrig angesetzt werden, denn es bestünde die Gefahr, auch Kinder mit Down-Syndrom intellektuell zu unterfordern.

Zirka 50% der Kinder mit einer Mosaiktrisomie könnten unter alleiniger Berücksichtigung des IQ-Wertes eine andere Schule als die der Geistig Behinderten besuchen.

Eine Frühförderung sollte umfassen:

➢ Ergotherapie und Physiotherapie (Entwicklung des Muskelaufbaus und der motorischen Fähigkeiten)

➢ Förderung besonderer Begabungen

➢ Sprachtherapie (Logopädie)

➢ Frühlesen zur Förderung des Sprechens und des Sprachaufbaus

➢ Einsatz von Zeichen und Gebärden als Unterstützung der Sprache

➢ Festigen von erworbenen Entwicklungsschritten

➢ Regelmäßige Gespräche und Beratungen der Eltern

Nicht selten leiden Kinder mit Down-Syndrom unter Defekten einzelner Sinnesorgane. Dies führt oft zu einer eingeschränkten sensorischen Aufnahmefähigkeit.

Auftretende Störungen sind z. B.:

➢ Hörstörungen

➢ Sehstörungen

Flüssigkeitsansammlungen im Mittelohr können eine Schallleitungsschwerhörigkeit verursachen. Dies behindert die sprachliche Entwicklung zusätzlich. Durch das Einsetzen von Paukenröhrchen kann die aufgestaute Flüssigkeit wieder abfließen. Dadurch wird die Hörfähigkeit wieder verbessert. Hat die Hörstörung andere Gründe ist die frühzeitige Anpassung von Hörgeräten besonders wichtig.

Kinder mit Down-Syndrom leiden auch häufig an Hypotonie der orofazialen Muskulatur mit Einschränkung der Zungenbeweglichkeit. Hinzu können Fehlbildungen an Kiefer, Gaumen und Gaumensegel kommen und dies führt zu einer deutlichen Einschränkung in der Verständlichkeit.

Liebevolle Berührungen sind eine tolle Sache. Zum Beispiel bei der Babymassage nehmen sich ein Elternteil und das Baby bewusst Zeit für einander. Gerade bei Kindern mit Down-Syndrom, die in der Regel nur über einen schwachen Muskeltonus verfügen, kann durch diese gezielte Form der Körper noch einmal anders wahrgenommen werden.

Auch eine neue Möglichkeit kann das Eintauchen in die Welt der Musik sein. Kinder sowie auch Kinder mit Down-Syndrom lieben es, sich im Einklang mit Rhythmus in einer Gruppe zu bewegen. Ab drei Jahren trainieren Kinder ihre kognitiven, motorischen und sozialen Fähigkeiten.

Die Gesundheit ist sehr wichtig und bei Kindern sowie Erwachsenen mit Down-Syndrom sollten spezielle Kontrollen wahrgenommen werden, wie z. B.: eine regelmäßige Überprüfung von Blutbild und Schilddrüsenfunktion und regelmäßige Besuche bei HNO- oder Zahnarzt.

Bei Bedarf sollte man sich um Therapieformen wie zum Beispiel Physiotherapie oder Ergotherapie und eine Sprachförderung bemühen. Eine gesunde Ernährung und regelmäßige Bewegung tragen auch entscheidend zur Gesundheit bei. Es ist sehr hilfreich, sich in einer Gruppe mit Gleichaltrigen mit Down-Syndrom auszutauschen.

Sexualität

Die Sexualität war lange ein Tabuthema, aber auch Jugendliche mit Down-Syndrom kommen im üblichen Alter in die Pubertät.

Alle Menschen wünschen sich Liebe, Zärtlichkeit, Verständnis und Befriedigung. Leider ist immer noch die Sexualität an bestimmte Moralvorstellungen und gesellschaftliche Normen gebunden. Die Menschen mit Down-Syndrom erleben ihre körperliche Entwicklung in der Pubertät meist zwar altersgemäß, aber mit ihrer geistigen und psycho-sozialen Entwicklung können sie nicht Schritt halten.

Eltern haben oft Sorgen bezüglich der sexuellen Entwicklung ihrer Kinder und ihre größte Sorge ist der Schutz gegenüber sexuellem Missbrauch und Schwangerschaft. Gerade ein Mensch mit Down-Syndrom sollte eine Reihe von Dingen aus dem Bereich der Sexualität erlernen.

Ein Liebesfilm will Menschen mit Down-Syndrom aufklären!

Pro Familia in Hessen klärt Paare durch einen Liebesfilm auf. In den Hauptrollen ein Pärchen mit Down-Syndrom: Vom ersten Kuss vor der Haustür bis hin zum ersten Sex in einer Gartenlaube. Der Aufklärungsfilm wurde speziell für diese Zielgruppe gedreht.

Regisseurin Cornelia Thau ist stolz auf die beiden Darsteller: „Sie haben unglaublich mutig gespielt." Die Schauspieler hätten zwar gewisse Freiheiten bei der Wortwahl gehabt, aber klar die Anweisungen befolgen müssen. Die Dreharbeiten mit zwei Menschen mit Down-Syndrom seien für sie eine Herausforderung gewesen!

Quelle:
*http://www.derwesten.de/panorama/partnerschaften/liebesfil
m-will-menschen-mit-down-syndrom-aufklaeren-
id190917.html*

Freie Jugendliche und Erwachsene mit Down-Syndrom, die selbstständig sind, benötigen klare, deutliche und konsequente Sexualerziehung.

Die Selbständigkeit

Beim „Deutsche Down-Sportlerfestival" bleiben die Menschen mit Down-Syndrom unter sich und es dürfen nur Menschen mit Down-Syndrom teilnehmen. Das wurde von den Veranstaltern bewusst so vereinbart, um den Kontakt unter den Menschen mit Behinderung zu stärken.

Das Deutsche Down-Sportlerfestival ist eine Initiative von Hexal (seit 2003) und findet alljährlich in Frankfurt am Main statt.

http://www.down-sportlerfestival.de/

Es ist sehr wichtig, dass behinderte Menschen Kontakte zu Menschen ohne Behinderung haben.

Z. B.: Wenn ein behindertes Kind eine normale Grundschule oder auch ein Gymnasium besucht, nennt man das „eine Integrationsmaßnahme" oder kurz „Integration".

Hier lernen behinderte Kinder von Gleichaltrigen ohne Behinderung – und auch umgekehrt.

Seit mehr als 25 Jahren wird eine Debatte in Deutschland geführt, welche Kindergärten/Schulen nun gut für Kinder mit Down-Syndrom sind. Deutschland scheint in dieser Frage immer noch ein Entwicklungsland zu sein.

In den 70er und 80er Jahren wurden z. B.: in Norwegen und Italien Sonderschulen systematisch geschlossen. Hinzu kommt, dass es immer noch große Unterschiede in den einzelnen Bundesländern gibt.

Und was die Kostenfrage betrifft, so zeigen Erfahrungen aus anderen europäischen Ländern und eine Studie der TU Berlin, dass „Integration" preiswerter ist als das eher teure Sonderschulwesen.

So landen Schulabgänger von Sonderschulen fast immer in geschützten Werkstätten und werden oft nicht mit Aufgaben betraut, die ihren Fähigkeiten entsprechen und Arbeitsplätze am freien Markt sind mangels „integrativer Maßnahmen" oft nicht vorhanden.

Menschen mit dem Down-Syndrom sollten die gleichen Möglichkeiten und Rechte haben.

Zum Uni-Diplom mit Down-Syndrom

Der 34-jährige Spanier Pablo Pineda ist Europas erster Akademiker mit Down-Syndrom. Quelle:

https://www.lebenshilfe.de/de/buecher-zeitschriften/lhz/ausgabe/2009-3/artikel/Ein_Talent.php?listLink=1

Meine Buchempfehlung

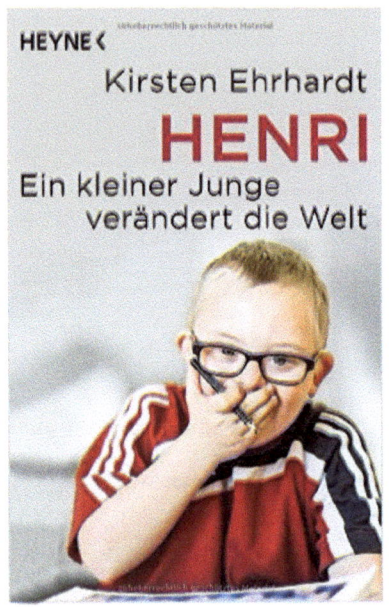

Henri: Ein kleiner Junge verändert die Welt

Autor: Kirsten Ehrhardt

Verlag: Heyne Verlag (11.05.2015)

ISBN-10: 3453645383 und ISBN-13: 978-3453645387

Taschenbuch: 272 Seiten - € 8,99

Webseite der Autorin:

http://www.kirsten-ehrhardt.de/istart.html

Buchbeschreibung aus © 2016 Amazon.de

Bei Henris Geburt deuten nur seine etwas schräg stehenden Augen darauf hin, dass er anders ist als andere Säuglinge. Henri hat das Down-Syndrom. Seine Eltern beschließen früh: Niemals wollen sie ihren kleinen Sohn deshalb einschränken. Auf einer regulären Grundschule lernt Henri mehr, als man jemals für möglich hielt. Dann will er mit seinen Freunden aufs Gymnasium wechseln und es beginnt ein erbitterter Kampf, der bald das ganze Land bewegt. Eine Geschichte über unsere Gesellschaft und die Frage: Wie wollen wir miteinander umgehen?

Meine Meinung zu diesem Buch:

Es ist ein sehr liebevoll geschriebenes Buch – aber auch ein Appell an unsere Gesellschaft. Die Autorin beschreibt den ständigen, endlosen und frustrierenden Kampf mit Behörden.

Kirsten Ehrhardt zeigt auch, wieviel Kraft und Liebe in einem Menschen stecken kann, trotz diesen täglichen Problemen. So viel Herz und Mut habe ich persönlich im ganz „normalen Alltag" eher selten gefunden auf dieser Welt!

Ein dickes Lob an die Autorin, die mit diesem Buch einen ganz anderen Blickwinkel auf Menschen mit Behinderung gelegt hat.

Ohrenkuss – eine Zeitschrift

Es ist schon zu manchen Menschen durchgedrungen, dass Down-Syndrom-Menschen lesen und schreiben können – aber dass sie über sich und ihr Leben schriftlich reflektieren können und auch noch eine ganze Zeitschrift gestalten können, wird wohl viele überraschen.

Die Zeitschrift „Ohrenkuss" wird durchweg von Menschen mit Down-Syndrom gestaltet. Die Themen sind z. B.: Arbeit, Liebe, Mode, Essen Afrika, Luxus, Schönheit, Wunder, Reisen oder Sport.

Diese Zeitschrift ist eine bereichernde Informationsquelle – auch für sogenannte Normale, um sich ihre Mitmenschen mit Down-Syndrom besser vorstellen zu können.

http://ohrenkuss.de/

Das Magazin „Ohrenkuss" ist das einzige in Deutschland, das ausschließlich von Autoren mit Down-Syndrom gemacht wird und die Grammatik sowie auch die Rechtschreibung krumm und schief sein darf.

Die Texte sind authentisch und unverfälscht – werden auch von Helfern ohne Down-Syndrom bewusst NICHT korrigiert.

Die Titel und Storys sind die Idee des jeweiligen des Autors.

Die Treffen finden alle zwei Wochen in Bonn statt und viele der Mitgestalter nehmen eine lange Anreise in Kauf.

Zwischen den Treffen wird recherchiert und getextet und man geht auch gemeinsam auf Exkursion.

Die Autoren schreiben und tippen von Hand oder diktieren den Assistenzkräften ihre Worte.

Es gibt noch weitere Autoren, die aus entfernteren Teilen Deutschlands und auch aus dem Ausland Artikel oder besprochene Bänder liefern.

Die Idee zu diesem Magazin hatte die Biologin Katja de Braganca auf einem internationalen Kongress zum Thema Down-Syndrom (1987). Es ging um einen Vortrag über einen jungen Mann mit Down-Syndrom, der die Geschichte von Robin Hood nacherzählte.

Zu diesem Zeitpunkt war man der Ansicht, Menschen mit Down-Syndrom seien generell unfähig, schreiben und lesen zu können.

„Ohrenkuss... da rein, da raus" ist ein Kulturmagazin und der Titel entstand in einer der ersten Sitzungen.

Die Biologin Katja de Braganca wurde spontan von einem Autor gedrückt und bekam einen Kuss auf ihr Ohr. Alle lachten und jemand rief: „Ein Ohrenkuss!"

Sofort erfolgte auch eine Erklärung: „Man hört und sieht ganz vieles – das meiste davon geht zum einen Ohr hinein und sofort zum anderen Ohr wieder hinaus. Aber manches ist auch wichtig und bleibt im Kopf – das ist dann ein Ohrenkuss."

Die Wissenschaftlerin „Katja de Braganca" erhielt das Bundesverdienstkreuz und der „Ohrenkuss" viele Auszeichnungen (Jugendkulturpreis NRW, Deutscher PR-Preis, Förderpreis des Bundestags).

Diese öffentlichen Artikel sind lesenswert!

Zitat aus dem Artikel: Sir Ken Robinson (1950 in Liverpool geboren), ist ein international anerkannter Bildungsexperte und Erziehungswissenschaftler mit Schwerpunkt Gesellschaftsentwicklung (Innovation und Humanressourcen). Er sagt: *„Schaffen wir die richtigen Bedingungen in unseren Schulen, schätzen wir alle Lernenden für das, was sie sind, und zwar aufrichtig. Dann entsteht Wachstum."*

Quelle: © 2016: alphabet – Der neue Film von Erwin Wagenhofer - http://www.alphabet-film.com/protagonisten.html

Zitat aus dem Artikel: Yang Dongping ist Professor am Beijing Institute of Technology, Abt. Bildung und Pädagogik, und Leiter der staatlichen Organisation „Bildung des 21. Jahrhunderts", die an der Gesetzgebung der Regierung im Bereich Schule und Bildung beteiligt ist. Sein Arbeits- und Forschungsschwerpunkt ist die „Bildungs-Gleichberechtigung". Er sagt: *„Unsere Kinder gewinnen am Start, aber verlieren im Ziel."*

Quelle: © 2016: alphabet – Der neue Film von Erwin Wagenhofer - http://www.alphabet-film.com/protagonisten.html

Zitat aus dem Artikel: Andreas Schleicher, 1964 in Hamburg geboren, ist ein deutscher Statistiker und Bildungsforscher. Er leitet bei der OECD die Abteilung für Indikatoren und Analysen im Direktorat für Bildung. Einer breiteren Öffentlichkeit ist er als Internationaler Koordinator des Programm for International Student Assessment (PISA-Studien) bekannt.

Quelle: © 2016: alphabet – Der neue Film von Erwin Wagenhofer - http://www.alphabet-film.com/protagonisten.html

Zitat aus dem Artikel: Prof. Dr. Gerald Hüther zählt zu den bekanntesten Hirnforschern Deutschlands. Praktisch befasst er sich im Rahmen verschiedener Initiativen und Projekte mit neurobiologischer Präventionsforschung. Er schreibt Sachbücher, hält Vorträge, organisiert Kongresse, arbeitet als Berater für Politiker und Unternehmer. Als Mitherausgeber wissenschaftlicher Zeitschriften, Mitbegründer des Netzwerkes für Erziehung und Bildung und häufiger Gesprächsgast in Rundfunk und Fernsehen ist er Wissensvermittler und -umsetzer in einer Person. Er sagt: *„Sie können keinen Menschen zwingen, sich zu bilden, sie können ihn nur dazu einladen."*

Quelle: © 2016: alphabet – Der neue Film von Erwin Wagenhofer - http://www.alphabet-film.com/protagonisten.html

Zitat aus dem Artikel: Arno Stern, 1924 in Kassel geboren, ist ein von der UNESCO anerkannter Pädagoge und Forscher. Seit mehr als 60 Jahren übt er die dienende Rolle im von ihm erfundenen „Malort" in Paris aus. Er sagt: *„Kinder sollen das Leben ernst nehmen, sagt man. Dabei sollte gerade das Spielen ernst genommen werden."*

Quelle: © 2016: alphabet – Der neue Film von Erwin Wagenhofer - http://www.alphabet-film.com/protagonisten.html

Zitat aus dem Artikel: „Ich (Yakamoz Karakurt) gehe in die 9. Klasse eines Hamburger Gymnasiums und habe ein Problem: Ich habe kein Leben mehr. Mit Leben meine ich Hobbys, Freizeit und Spaß. Jeder weiß, dass die Schule nicht das Leben ist. Mein Leben aber ist die Schule, was heißt, dass da etwas falsch gelaufen sein muss. Ich komme um 16 Uhr aus der Schule und gehe nicht vor 23 Uhr ins Bett. Und das liegt nicht daran, dass ich fernsehe, mich entspanne oder sogar Spaß habe. Mein Kopf ist voll. Zu voll. Was denken sich eigentlich diejenigen, die über unser Schulleben bestimmen?" Sie sagt: *„Was denken sich eigentlich diejenigen, die über unser Schulleben bestimmen?"*

Quelle: © 2016: alphabet – Der neue Film von Erwin Wagenhofer - http://www.alphabet-film.com/protagonisten.html

Zitat aus dem Artikel: Thomas Sattelberger war bis Mai 2012 Personalvorstand und Arbeitsdirektor der Deutschen Telekom AG. Er sagt: *„Die Verkürzung des Lebens auf die Ökonomie ist eine der schlimmsten Entwicklungen unserer heutigen Zeit."*

Quelle: © 2016: alphabet – Der neue Film von Erwin Wagenhofer - http://www.alphabet-film.com/protagonisten.html

Zitat aus dem Artikel: André Stern, 1971 in Paris geboren, ist verheiratet und Vater eines kleinen Jungen. Er ist Musiker, Komponist, Gitarrenbaumeister, Journalist und Autor. Sein Buch „...und ich war nie in der Schule".

Quelle: © 2016: alphabet – Der neue Film von Erwin Wagenhofer - http://www.alphabet-film.com/protagonisten.html

Zitat aus dem Artikel: Pablo Pineda Ferrer wurde 1974 als jüngster von drei Brüdern in Málaga geboren, ist Lehrer, Schauspieler.

Er ist der erste Europäer mit Down-Syndrom, der einen Hochschulabschluss machen konnte. Er sagt: *„Für mich gibt es zwei Konzepte: Das Konzept der Angst und das Konzept der Liebe. Und wenn wir bis jetzt mit dem Konzept der Angst gelebt haben, wird es Zeit, dieses zu verlassen."*

Quelle: © 2016: alphabet – Der neue Film von Erwin Wagenhofer - http://www.alphabet-film.com/protagonisten.html

Schlusswort

Erhalten Eltern die Diagnose „Down-Syndrom" so sind sie an allen Fronten gefordert, es kommen Gefühle wie Schock, Verzweiflung, Trauer, Wut oder Schuld auf sie zu.

Sie zweifeln oftmals daran, dieser „zu Anfang" trostlosen Situation gewachsen zu sein. Mit der Zeit und dem neuen Alltag nehmen diese negativen Gefühle wieder ab, auch wenn die Situation schwierig bleibt.

Eine wichtige Unterstützung bieten Ärzte, Familie, Freunde, Selbsthilfegruppen und Beratungsstellen.

Eltern von Kindern mit Down-Syndrom möchten erleben und spüren, dass ihr Kind akzeptiert wird, dass man ohne Abstriche als Familie wahrgenommen wird.

Diese Eltern brauchen Kraft und Halt, denn es ist wichtig, dass diese Diagnose „Down-Syndrom" akzeptiert wird, denn es ist keine Krankheit, die eines Tages geheilt ist.

Nach dem ersten Schock folgt dann die intensive Auseinandersetzung mit dem Thema Down-Syndrom und man fragt sich zuerst, was ist das eigentlich?

Sehr empfehlenswert sind Gespräche mit erfahrenen Eltern von Kindern mit Down-Syndrom. Dann merkt man schnell, dass es vielleicht keine Tragödie ist.

Für eine positive Entwicklung des Kindes ist es wichtig, wie die Eltern und Familie mit der Tatsache umgehen. Hier ist es wichtig, dies offensiv zu tun und man sollte klar und deutlich zu seinem Kind stehen.

Es sind herrliche, ehrliche und liebevolle Kinder!

Jeder Mensch ist einzigartig!

Jeder Mensch „ob mit Down-Syndrom oder nicht" hat seine eigenen Stärken/Schwächen wie: Begabung, Liebe, Hoffnung, Wünsche, Offenheit, Einfühlungsvermögen oder auch Wut und schlechte Laune.

Menschen mit Down-Syndrom leiden NICHT an ihrem Syndrom, sie leiden eher am Verhalten ihrer Umwelt durch: Ausgeschlossensein, Zurückweisung, Spott, Mitleid, Unverständnis und Übergangenwerden.

Down-Syndrom Menschen zeigen uns direkt ihre Gefühle wie Neugier, Unsicherheit oder Freude.

Ihre ehrlichen Regungen sind für viele Menschen ohne Down-Syndrom fast schon eine Bedrohung weil viele verlernt haben, ihre Gefühle offen zu zeigen.

Eigentlich sollte es doch ganz einfach sein:

Menschen mit Down-Syndrom sind Menschen wie DU und ICH, nur mit einer kleinen Besonderheit. UND, haben wir Menschen nicht ALLE eine Besonderheit?

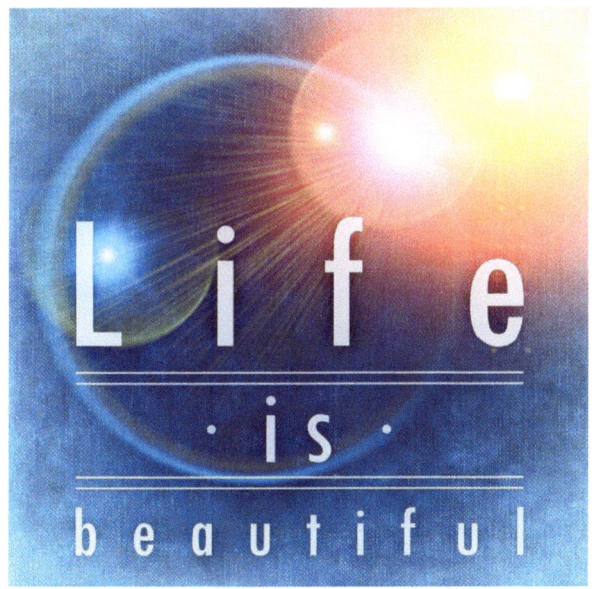

Buchvorstellung

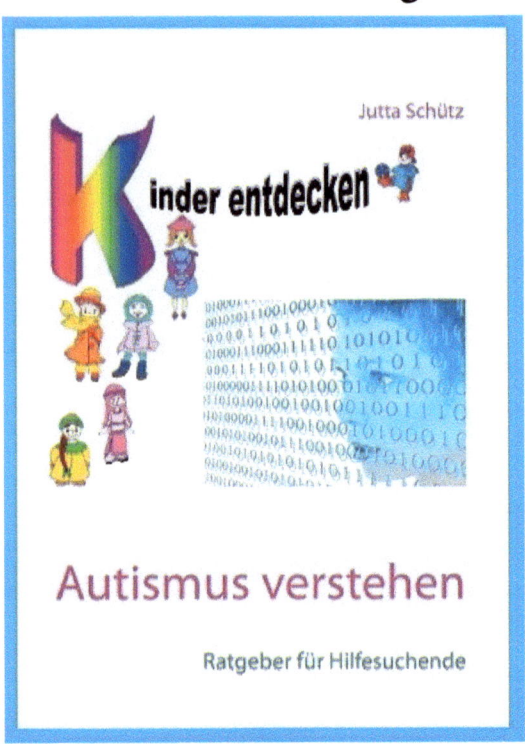

Buchdaten:

Autismus verstehen: Ratgeber für Hilfesuchende (€ 3,99)

Autorin: Jutta Schütz

Taschenbuch: 56 Seiten - Sprache: Deutsch

Verlag: Books on Demand (29. April 2015)

ISBN-10: 3734790212 und ISBN-13: 978-3734790218

Der Autismus hat viele Gesichter, wer sich nicht mit diesem Thema auseinander setzt, kann es kaum glauben, dass es Autisten gibt, die auf den ersten Blick völlig normal wirken. Autismus gehört zu den schwersten psychischen Störungen, dessen Symptome ebenso das Jugend- und Erwachsenenalter betreffen. Nach heutigem Erkenntnisstand werden mit autistischen Störungen vielschichtige Phänomene beschrieben, welche von Geburt an vorliegen oder in den ersten Lebensjahren auftreten und fortbestehen. Autisten können nur selten eine Beziehung zu ihrer Umwelt aufbauen. Manche Autisten haben eine geistige Behinderung oder erreichen eine normale Intelligenz. Es gibt auch überdurchschnittlich intelligente Autisten. Diese haben eine sogenannte Inselbegabung. Nicht jede Verzögerung der Entwicklung muss gleich die Diagnose Autismus bedeuten, es sind verschiedene Untersuchungen notwendig. Und darüber hinaus sind autistische Störungen bei jedem Kind unterschiedlich stark ausgeprägt.

In der Diagnostik ist es wichtig, dass zwischen Asperger-Syndrom und den sogenannten schizoiden und schizotypen Persönlichkeitsstörungen unterschieden und abgegrenzt werden muss. Beide Persönlichkeitsstörungen als auch das Asperger-Syndrom zeigen sich ähnlich. Der Asperger lässt sich vor allem durch seine Spezialinteressen und Neigung zu stereotypem Verhalten beschreiben. Dagegen der schizoide Störungs-Typus in einer kurzen phänomenologischen Beschreibung. Das sind: Lineare Emotionalität oder Verflachung von Gefühlen und dem Mangel, Freude zu empfinden oder zu zeigen. Ein gefühlsmäßiges und ständiges Distanzierungsverhalten ist bei einer schizoiden Persönlichkeitsstörung an der Tagesordnung. Bei der schizotypischen Persönlichkeitsstörung kommt das gezeigte Verhalten eher als skurril herüber. Ein Mensch mit Asperger-Symptomatik hat weder tief misstrauische Phantasien noch paranoide Züge. Er fühlt sich auch NIE kontrolliert, beobachtet oder verfolgt, sowie es der schizotypisch gestörte Mensch empfindet.

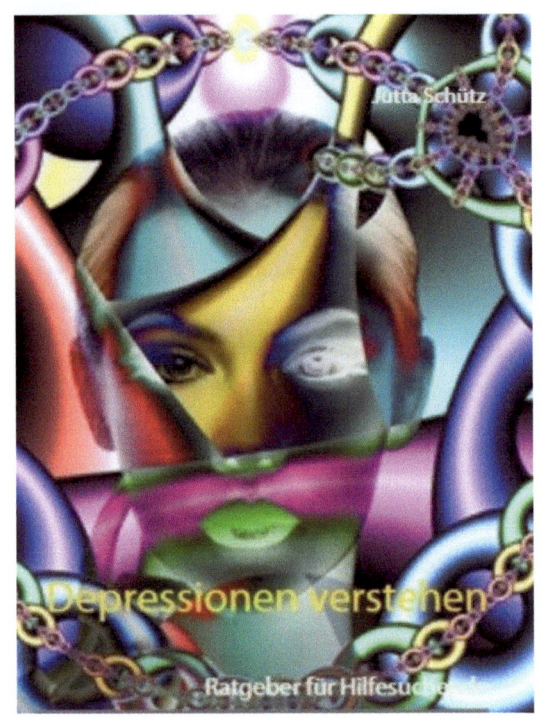

Buchdaten:

Depressionen verstehen – Ratgeber für Hilfesuchende

Autorin: Jutta Schütz

Taschenbuch: 144 Seiten - € 8,99

Verlag: Books on Demand (Dezember 2015)

ISBN-10: 3739220163 und ISBN-13: 978-3739220161

Eine Depression kann jeden treffen, unabhängig von Alter, Geschlecht und sozialem Status. Frauen sind etwa doppelt so häufig wie Männer betroffen. Wir ALLE kennen Phasen unseres Lebens, in denen wir traurig, unglücklich oder einsam sind. Dauert eine traurige Phase aber über Wochen an, könnte bereits eine Depression vorliegen.

Depressionen sind keinesfalls ein Zeichen persönlichen Versagens oder Schwäche, sondern eine episodische Erkrankung und können viele Ursachen haben. Bei einer Depression liegen Störungen in Bezug auf Botenstoffe im Gehirn vor und niemand, der unter Depressionen leidet, braucht sich schuldig zu fühlen.

Die Gefahr von Suizidversuchen ist groß. Fast alle Patienten mit schweren Depressionen haben Selbsttötungs-Gedanken. In Deutschland gibt es zirka 5 Millionen Menschen, die an Depressionen erkrankt sind. Für das Jahr 2020 schätzen Experten eine tendenzielle Steigerung. Somit liegt die DEPRESSION an 4. Stelle der wichtigsten Erkrankungen. Im Lebensalter zwischen 25 und 45 Jahren werden Depressionen gehäuft diagnostiziert.

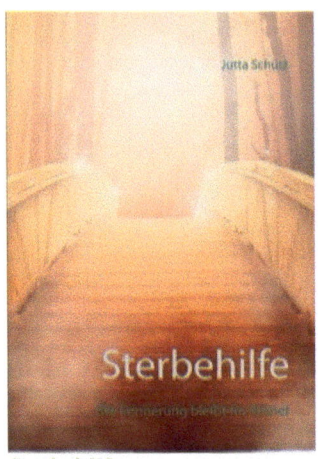

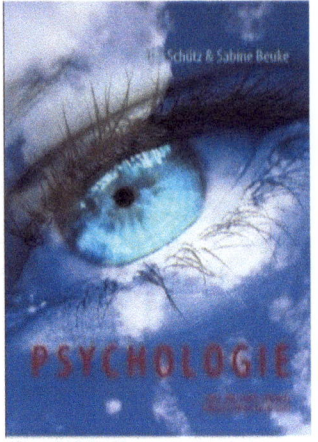

Sterbehilfe:
Die Erinnerung bleibt für
immer
Autorin: Jutta Schütz
Verlag: Books on Demand
ISBN-10: 3739208295
ISBN-13: 978-3739208299
Taschenbuch: 76 Seiten
€ 6,99 und Kindle: € 4,99

Die Werthaltungen, Wünsche
und Bedürfnisse schwer kranker
und sterbender Menschen sind
sehr unterschiedlich. Wenn ein
Mensch unheilbar krank ist und
unter großen Schmerzen leidet,
ist bei dem Betroffenen oder
seinen Angehörigen der
Gedanke an Sterbehilfe oft
nicht mehr sehr weit weg.

Psychologie
kurz und knapp verpackt
Hilfreiches Wissen für die
Seele
Autoren: Schütz & Beuke
Verlag: Books on Demand
ISBN-10: 3732234924
ISBN-13: 978-3732234929
Taschenbuch: 180 Seiten
€ 13,90

Wer Ursache und Wirkung
seiner selbst erkennt, hat die
Kraft, sich zu ändern. Das
Buch ist geeignet für
Menschen ohne
psychologisches Vorwissen
und kann in Lebenskrisen
helfen. Es ist voll mit Wissen
über das, was wir jeden Tag
tun, jedoch oft ohne es zu
wissen.